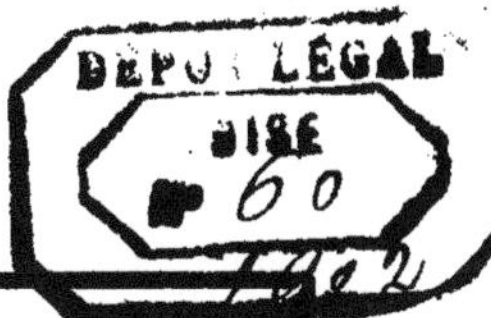

XIIIe CONGRÈS INTERNATIONAL DE MÉDECINE

Paris, 2-9 août 1900

SECTION DE MÉDECINE LÉGALE

L'HYPNOTISME DEVANT LA LOI

PAR

E. DUPRÉ Professeur agrégé à la Faculté de Médecine,

G. ROCHER Avocat à la Cour d'Appel,

Membres de la Société de Médecine légale de France.

CLERMONT (OISE)
IMPRIMERIE DAIX FRÈRES
3, PLACE SAINT-ANDRÉ, 3

1901

XIIIe CONGRÈS INTERNATIONAL DE MÉDECINE
Paris, 2-9 août 1900

SECTION DE MÉDECINE LÉGALE

L'HYPNOTISME DEVANT LA LOI

PAR

E. DUPRÉ Professeur agrégé à la Faculté de Médecine.
G. ROCHER Avocat à la Cour d'Appel,
Membres de la Société de Médecine légale de France.

CLERMONT (OISE)
IMPRIMERIE DAIX FRÈRES
3, PLACE SAINT-ANDRÉ, 3

1901

L'HYPNOTISME

DEVANT LA LOI

PAR

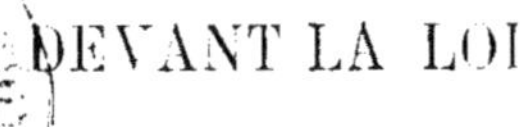

E. DUPRÉ — Professeur agrégé à la Faculté de Médecine.

G. ROCHER — Avocat à la Cour d'Appel.

Membre de la Société de Médecine légale de France.

La chambre criminelle de la Cour de cassation, par l'arrêt suprême qu'elle a rendu le 29 décembre 1900, a, dans la question, jusqu'alors restée pendante, de l'exercice de la médecine par les magnétiseurs, fixé la jurisprudence et définitivement établi un régime, dont la portée théorique et pratique, dans les domaines médical et juridique, n'échappera à personne.

Voici, en effet, où en était la question, avant la décision du Tribunal suprême.

Après avoir émis des considérants, où elle opposait, comme plus explicite et plus libérale à la fois, la loi du 30 novembre 1892 à la loi de Ventôse an XI, sur l'exercice de la médecine ; et où elle affirmait, d'après les termes mêmes du Rapport du député Chevandier (11 juin 1892) que la commission législative de 1892 n'avait jamais eu l'intention de viser les masseurs et les magnétiseurs, la Cour d'Angers, par deux arrêts successifs, en 1894 et en 1897, décidait que : lorsqu'ils ne sortent pas de leurs pratiques habituelles, les magnétiseurs ne pouvaient être condamnés pour exercice illégal de la médecine.

Au contraire, le tribunal de la Seine, faisant abstraction du mode de traitement, déclarait, en 1893 et en 1899, que l'intervention habituelle des magnétiseurs tombait sous le coup de la loi du 30 novembre 1892. D'ailleurs, le tribunal de la Seine semble avoir été légitimement influencé, dans sa décision, par cette considération, qui figure dans ses attendus, que les prévenus avaient invoqué de prétendus titres scientifiques et déposé à la barre du tribunal une sorte de diplôme, délivré par la « Faculté des sciences magnétiques ; » s'appliquant ainsi, en se targuant de ce diplôme, à faire croire qu'ils ont des titres justifiant d'études sérieuses. En 1897, le tribunal correctionnel de Lille s'était rallié à l'interprétation du tribunal de la Seine.

Deux doctrines restaient donc en présence : celle de la Cours d'Angers et celle du tribunal de la Seine ; et la Cour suprême, devant laquelle s'étaient pourvus le syndicat des médecins de Maine-et-Loire et le Procureur général de la Cour d'Angers, avait à se prononcer.

Quelques mois avant que la Cour de cassation rendît sa sentence, au mois d'août 1900, eut lieu à Paris le XIIIe Congrès international de Médecine. Le programme de la section de Médecine légale comportait la discussion de la question suivante : *Des délits qui peuvent résulter de la pratique du magnétisme par des personnes non diplômées.* Le rapport sur la question, qui nous fut confié par MM. Brouardel et Motet et dont le texte suit, provoqua au sein de la section, une intéressante discussion, et la rédaction d'un vœu qui formulait nettement, à la fois, la position de la question et l'avis unanime des médecins-légistes. Ce vœu, qui venait à son heure, n'a pas été sans éclairer la religion de la Chambre criminelle de la Cour sur la portée médico-légale de la question, et a sans doute, ainsi que l'avait pressenti Me Demange, dont le précieux conseil nous a guidé dans la rédaction du vœu, influé sur la décision du Tribunal suprême.

Nous donnons successivement le texte de notre Rapport, le résumé de la discussion qui l'a suivi, l'énoncé du vœu de la section, et la décision de la Cour de cassation, qui apparaît comme la conclusion logique et la sanction pratique de cet intéressant débat de jurisprudence médicale.

DES DÉLITS

POUVANT RÉSULTER de la PRATIQUE du MAGNÉTISME

PAR DES PERSONNES NON DIPLOMÉES

RAPPORT PAR

M. E. DUPRÉ (*Etude médicale*)
et **M. G. ROCHER** (*Etude juridique*).

Notre Rapport, exposé sommaire de l'état actuel de la question, a pour but de tracer les grandes lignes médicales et juridiques de la discussion qui peut s'engager au sujet des « *Délits qui résultent de la pratique de l'hypnotisme « par des personnes non diplômées* ». Il ne comporte donc ni l'exposé historique de la question, ni l'appréciation critique des doctrines, ni l'interprétation des faits constatés par l'observation clinique, ni enfin la documentation bibliographique qui convient soit à un travail personnel et original, soit à une revue générale, mais qui eût été un appendice démesuré et inutile à ces quelques pages, destinées seulement à l'amorce d'une discussion.

L'Etude de l'Hypnotisme, après avoir passé par plusieurs phases, n'est entrée dans sa période scientifique que par les travaux de Braid 1843) et de Charcot 1878). C'est sous l'impulsion et grâce à l'autorité de ce dernier Maître que les médecins ont repris, avec les méthodes positives, l'étude de ces faits, jusqu'alors abandonnée aux mystiques, aux amateurs et aux charlatans. Les conditions étiologiques, les relations cliniques des phénomènes ont été précisées ;

et, grâce aux discussions soulevées sur la nature des faits observés, la question a revêtu dans ces derniers temps une ampleur et un intérêt plus grands encore. Les juristes sont à leur tour intervenus dans le débat, et on peut dire actuellement que l'étude de l'Hypnotisme est un des domaines où se rencontrent avec le plus d'intérêt commun et de profit réciproque, tous ceux qui, médecins, magistrats, avocats, législateurs ou psychologues, cultivent la Médecine Légale.

On doit entendre, sous le nom d'Hypnotisme, *un état psychopathologique*, survenant momentanément, dans certaines conditions particulières de terrain et d'expérience, et dont le caractère fondamental consiste dans *l'inhibition fonctionnelle, plus ou moins complète, des centres psychiques supérieurs ou conscients, et dans l'activité indépendante des centres psychiques inférieurs ou automatiques*. L'exaltation, la dépression et les perturbations fonctionnelles de ces centres automatiques, les rapports nouveaux qui s'établissent entre ceux-ci et les centres supérieurs de la conscience et de la volonté, expliquent tous les degrés d'intensité et toutes les variétés d'aspect de l'Hypnotisme. Une des conséquences les plus constantes et les plus remarquables de cette désagrégation psychique, est l'extrême développement de la *suggestibilité*, c'est-à-dire de l'aptitude à réaliser passivement, par voie d'association automatique, les tendances à l'acte, éveillées dans les centres psychiques par la voie extrinsèque des sens et du langage (*hétéro-suggestion*), ou par la genèse intrinsèque et inconsciente de processus mentaux, d'apparence spontanée et personnelle (*auto-suggestion*).

Cette définition de l'Hypnotisme éclaire les étroites relations qui unissent cet état morbide à l'Hystérie. La psychonévrose hystérique relève, ainsi qu'il ressort des travaux de Charcot, Pitres, Janet, Mœbius, Breuer, Freud, d'une désagrégation plus ou moins profonde et continue de la personnalité psychique, d'une dissociation des éléments conscients et subconscients de la synthèse mentale. Les stigmates permanents et les accidents épisodiques de l'hystérie reconnaissent donc le même substratum physio-psychologique que les états hypnotiques : ceux-ci, d'ailleurs, sont, comme les états hystériques, extrêmement variés dans leur forme, leur intensité, leur durée. Depuis le simple et passager engourdissement de la conscience et de la volonté du petit hypnotisme (états hypnoïdes) jusqu'au profond sommeil léthargique du grand hypnotisme, on observe une gradation continue d'états hypnotiques, dont les degrés, les rapports et les formes ont été bien établis par les observateurs de la Salpêtrière et de Nancy.

Ces deux Ecoles, appliquant à l'étude de l'Hypnologie chacune sa doctrine et sa méthode, ont abouti à des conclusions différentes, dont l'opposition a eu le précieux avantage de signaler à la critique impartiale les exagérations doctrinales de chaque Ecole et les faiblesses de chaque théorie. Il ne nous appartient pas d'instituer ici ni l'histoire, ni le jugement de cet intéressant procès. La Médecine Légale ne veut en recueillir que les conclusions positives et l'enseignement pratique.

Or, des travaux scientifiques, des discussions académiques et des enquêtes médico-légales, concernant l'Hypnotisme, semblent ressortir les conclusions suivantes :

L'état hypnotique peut être, à l'aide de différentes manœuvres, obtenu chez un grand nombre de sujets. La provocation de l'Hypnose est d'autant plus aisée à obtenir que le sujet est plus entaché d'Hystérie. La grande majorité des hystériques est hypnotisable. L'Hypnose peut aussi être provoquée chez des sujets qui sont ou semblent indemnes d'Hystérie. En pareil cas, l'Hypnotisation, en ébranlant un édifice mental peu solide, éveille souvent une prédisposition jusqu'alors latente à la névrose. L'Hypnose est d'autant plus facile à obtenir qu'elle a déjà été plus souvent provoquée. L'entraînement et l'éducation, dus à la répétition des manœuvres, les influences auto et hétéro-suggestives, exagèrent, grâce à l'inertie de la volonté et à l'obnubilation de la conscience, l'exaltation des centres automatiques, et finissent par modifier profondément la personnalité du sujet, surtout lorsqu'on envisage celui-ci dans ses rapports avec son magnétiseur. Aux mains de celui-ci, le sujet devient *hyperhypnotisable*, et d'une extrême malléabilité psychique.

Le résultat immédiat de l'Hypnotisme est donc le développement progressif de la *suggestibilité* du sujet, surtout et parfois seulement vis-à-vis de l'Hypnotiseur. C'est là qu'est d'ailleurs le fondement de l'Hypnotisme thérapeutique.

Ces propositions ne visent que le degré de fréquence relative et d'éducabilité rapide des Hypnotisables. Mais la pratique de l'Hypnotisme sur ces sujets a des conséquences que le médecin légiste doit connaître. Ces conséquences sont les unes immédiates, les autres lointaines ; les unes d'ordre médical, les autres d'ordre social : il nous faut indiquer brièvement les principales.

Par sa définition même, l'état hypnotique est un état pathologique. En effet, le grand Hypnotisme se confond, dans ses manifestations, avec les crises cataleptiques, somnambuliques ou léthargiques de l'Hystérie. Le petit Hypnotisme, avec ses différents degrés états de charme, de fascination, de léthargie lucide, etc. , représente autant de variétés d'automatisme morbide.

L'Hypnotisme est donc, dans l'ordre thérapeutique, assimilable à tous les agents médicamenteux ou physiques, dont le maniement délicat exige l'intervention d'un médecin éclairé sur les indications à remplir, les dangers à éviter et la méthode à suivre. Le médecin a donc seul qualité pour pratiquer l'Hypnotisme, et encore ne doit-il en user que dans certaines conditions déterminées, que nous n'avons pas à rappeler ici.

Même entre les mains d'un médecin compétent, à plus forte raison entre celles d'un ignorant, la pratique de l'Hypnotisme peut comporter, dans le domaine médical, des conséquences, d'ordre pathologique, assez variées ; les unes immédiates, les autres plus éloignées, les unes bénignes et passagères, les autres sérieuses et tenaces. Ces accidents psychopathiques, imputables à la pratique inconsidérée de l'Hypnotisme, sont de trois ordres : *hystérique,neurasthénique et vésanique.* Les accidents *hystériques* consistent en diverses manifestations de la névrose (attaques convulsives, paralysies et contractures, crises de somnambulisme spontané, etc.),dont l'hypnotisation a été la cause occasionnelle. Parmi les agents provocateurs de l'Hystérie, l'Hypnotisme figure au premier rang, pour les raisons d'affinité fondamentale que nous avons plus haut indiquées. Les accidents *neurasthéniques ou hystéro-neurasthéniques*, secondaires aux séances hypnotiques, sont très fréquents (céphalée, insomnie, asthénie neuro-musculaire, aboulie, incapacité de travail mental, etc.). Les accidents *vésaniques* sont ceux qui résultent du trouble apporté par les pratiques hypnotiques dans l'équilibre instable de la mentalité des dégénérés. En exaltant l'émotivité des déséquilibrés, en éveillant les aptitudes délirantes des débiles ou des prédisposés, l'hypnotisme peut déterminer chez eux des accidents épisodiques,qui ont pour fonds commun la dégénérescence mentale et pour cause occasionnelle l'ébranlement psychique, souvent même léger, dû aux manœuvres magnétiques (états d'obsession, d'anxiété, d'aboulie, phobies, idées fixes, bouffées délirantes, etc.).

Ces accidents psychopathiques se développent en raison directement proportionnelle à la répétition des pratiques, à la prédisposition nerveuse des sujets, et à la publicité des séances d'hypnotisme : dans ce dernier cas, la *contagion nerveuse* joue un rôle fort important, surtout dans l'éclosion des accidents hystériques : on a observé, à la suite de représentations théâtrales ou foraines de phénomènes hypnotiques, de véritables épidémies d'hystérie provoquée, à forme convulsive, somnambulique et délirante.

Cette première catégorie de méfaits dus à l'hypnotisme

résulte de l'incompétence des hypnotiseurs non diplômés ; qui, en maniant à tort et à travers un agent thérapeutique redoutable dont ils ignorent les dangers, font de la Médecine un exercice illégal et périlleux, et portent à leurs clients, par imprudence et légèreté, un préjudice le plus souvent inconscient et involontaire.

Une deuxième catégorie de méfaits, dus à l'Hypnotisme, résulte non plus de l'incompétence, mais de la malhonnêteté des Hypnotiseurs ; elle vise, dans le domaine social, des faits d'ordre criminel.

L'Hypnotisme a, de tout temps, été pratiqué par des magnétiseurs plus ou moins professionnels, des guérisseurs non médecins, des charlatans exploiteurs de la crédulité publique, des amateurs de salon, des somnambules de foire ou de cabinet. Toutes ces catégories d'hypnotiseurs constituent un monde de moralité suspecte, qui exerce ses pratiques sur des sujets à mentalité faible et déséquilibrée, et peut être entraîné, par conséquent, à faire de l'hypnotisme un usage intéressé et malhonnête, et à porter à leurs clients, par calcul, un tort prémédité et criminel.

Cette exploitation de l'hypnotisé par l'hypnotiseur est possible et souvent facile, à cause du développement de la suggestibilité du premier par le second, et du privilège singulièrement électif dévolu à l'hypnotiseur de diriger cette suggestibilité, de pétrir à son gré, jusqu'à un certain point, cette pâte molle à laquelle on a si justement comparé la mentalité dépersonnalisée du sujet endormi : celui-ci, au bout d'un certain temps d'éducation, peut devenir un automate aux ordres de son magnétiseur. Cette suggestibilité, qui varie d'ailleurs dans son degré et sa forme avec chaque sujet, n'est que l'exagération par l'hypnotisme des tendances antérieures et permanentes du fonds psychique de l'hypnotisé : n'est pas hypnotisable qui veut, en effet ; la personnalité mentale susceptible de se réduire, sous l'influence de pratiques hypnotiques, à l'activité automatique de certains sujets, est évidemment fragile : et l'on doit reconnaître que la débilité mentale est fréquemment le terrain électif de ces désagrégations hystériques et hypnotiques de la personnalité. Aussi, lorsque l'Hypnotiseur fait œuvre immorale, c'est presque toujours aux dépens d'un débile. Ainsi se vérifie cette loi de pathologie mentale, d'après laquelle s'associent les dégénérés, dans une collaboration inverse et complémentaire, qui a pour résultat l'exploitation du débile par l'amoral.

Dans quel sens et par quels procédés s'exerce cette exploitation de l'hypnotisé par l'hypnotiseur ?

Cette question est une des plus délicates et des plus complexes qu'on puisse se poser. Le problème des réactions psychiques personnelles d'un hypnotisé, vis-à-vis des actes et des paroles d'un hypnotiseur animé d'intentions immorales, comporte, en effet, tellement d'inconnues en présence, qu'il est de ceux, dont la solution générale échappe au raisonnement à priori : celui-ci ne saurait conduire qu'à des inductions, plus théoriques que pratiques, forcément incertaines, et à des conclusions toujours revisables. La conduite précise de l'hypnotiseur, la nature des rapports antérieurs de l'hypnotiseur et de son sujet, la profondeur et la variété de l'hypnose obtenue ; le degré de la participation de la conscience, la valeur et la nature, à l'état de veille et à l'état de sommeil, de la personnalité morale de l'hypnotisé, etc., constituent, dans chaque cas particulier, autant d'éléments en jeu, dont l'influence réciproque doit être dosée et appréciée. Ce n'est qu'au prix d'une critique sévère, que, dans chaque cas considéré, le départ sera possible à faire, entre les influences d'ordre purement hypnotique et les influences d'un autre ordre, étrangères à l'hypnotisme. L'indifférence ou la perversité morales, la curiosité, la sensualité, les calculs de l'intérêt, etc., peuvent, en effet, se mélanger, chez certains sujets, avec des influences hypnotiques réelles, et constituer ainsi des combinaisons hybrides, où l'analyse ne distingue qu'avec difficulté les proportions réciproques de la simulation et de l'hypnose légère, de la complaisance volontaire et de l'inertie aboulique réelle, des tendances actives et des appétits personnels du sujet, et de l'obéissance passive à la suggestion d'autrui. La question ne peut donc être résolue que par l'observation et l'expérience.

Or, l'observation des faits démontre qu'un certain nombre d'attentats, physiques et moraux, peuvent être commis sur la personne des hypnotisés par les hypnotiseurs. Parmi tous ces méfaits, celui qui peut être considéré comme le *crime hypnotique* par excellence, est le *viol, l'attentat à la pudeur*. Que l'hypnotisée ait été rendue inerte et insensible par la léthargie profonde ; ou simplement inerte et impuissante par la léthargie lucide ; ou plus ou moins passive et consentante par le somnambulisme et la fascination, l'hypnotiseur peut violer sa victime ou attenter à sa pudeur, avec l'assurance presque absolue de l'impunité, en dehors des cas de persistance posthypnotique léthargie lucide) ou de réveil, dans les crises de sommeil ultérieures, du souvenir des faits accomplis. Dans ces deux derniers cas, en effet, la révélation du crime, consciente et volontaire, ou inconsciente et parfois provoquée à dessein par l'interrogatoire, donnera lieu à des poursuites et à une enquête. Il est inutile d'insister ici sur les conséquences possibles du viol ou de l'attentat génital : grossesse, contaminations blennorrhagique, chancrelleuse, syphilitique, etc.

Deux notions capitales ressortent de l'histoire du viol accompli à la faveur de l'hypnose : *la réalité* du fait, scientifiquement établie par les affaires Castellan et Lévy, pour ne point invoquer les observations douteuses : ensuite, l'extrême rareté du fait, prouvée par la pauvreté des documents médico-légaux sur la matière.

Outre les *attentats physiques* du viol et de l'attentat à la pudeur, il existe des *attentats moraux* que l'hypnotiseur malhonnête peut commettre aux dépens de l'hypnotisé, en lui extorquant des *aveux* et des *confidences*, qu'il peut ensuite exploiter. Il existe, dans la littérature de l'hypnotisme, des exemples qui établissent la possibilité de ces attentats.

J'arrive maintenant à la question si discutée de la *suggestion du crime.* Il faut tout d'abord s'entendre sur les mots. La part de la suggestion, dans les crimes, est considérable : mais il ne s'agit pas alors de la suggestion hypnotique ou posthypnotique : il s'agit de la suggestion, entendue au sens vulgaire et non médical du mot, c'est-à-dire de l'*influence plus ou moins considérable qu'un esprit plus puissant peut prendre et exercer sur un autre plus faible* : il s'agit des mille variétés de la complicité criminelle, dans lesquelles les rôles d'instigateur et d'exécuteur, de conseiller et d'agent, d'auteur principal ou accessoire sont distribués, au prorata des tendances et des aptitudes de chaque acteur du drame. Entendue, au contraire, au sens médical du mot, la suggestion signifie l'*opération par laquelle un sujet inhibe, momentanément, à l'aide de certaines pratiques, les centres psychiques supérieurs d'un sujet passif, et substitue son activité volontaire propre à celle de ce sujet, dont les centres automatiques agissent désormais sous la direction inconsciente de cette impulsion étrangère.* C'est l'exploitation du psychisme automatique et passif du sujet induit, par le psychisme volontaire et actif du sujet inducteur. Ces termes d'*induit* et d'*inducteur* sont introduits ici dans le langage, à titre de comparaison, à la place de ceux d'hypnotisé et d'hypnotiseur, qui ne conviennent pas aux faits de suggestion à l'état de veille, et se trouvent par suite d'une application moins générale. Or, quelle est la part de la suggestion hypnotique, ainsi définie, dans la perpétration des crimes ?

L'observation des faits démontre qu'il est possible de suggérer à certains sujets l'idée et l'accomplissement d'un crime (vol, incendie, assassinat). Mais plusieurs conditions sont nécessaires pour la réalisation de l'expérience. La première est que le sujet ait été déjà souvent endormi, que sa suggestibilité ait été cultivée, développée et assouplie par le même hypnotiseur ; la seconde, est que l'action criminelle se réduise à un simple délit (larcin, mensonge, etc.), ou à un *crime de laboratoire*. Dans les deux cas, en effet (simple délit ou crime fictif), la résistance morale de l'hypnotisé ne se réveille pas et l'acte est commis. La raison en est simple : chez le somnambule, ou chez le sujet éveillé qui exécute une suggestion posthypnotique, il subsiste une notion subconsciente plus ou moins vague, mais réelle, ou des conditions fictives et expérimentales de sa conduite, ou de la valeur morale de ses actes : dans ces deux hypothèses, *l'accomplissement de la suggestion se concilie avec cet état crépusculaire de la conscience intellectuelle et morale*. Dans le cas contraire d'une suggestion franchement criminelle, l'hypnotisé résiste : le fait est surabondamment démontré. La réalisation imminente du crime par les sphères automatiques de la personnalité dédoublée de l'hypnotisé, suscite, dans les sphères dormantes de la conscience et de la volonté, un ébranlement, qui résulte du *contraste qui s'établit brusquement entre le caractère de l'acte commandé et la formule morale du sujet* : ce choc mental aboutit à un *réveil partiel de la personnalité morale* à l'élaboration de *phénomènes d'arrêt*, à l'émanation centrifuge de *courants d'inhibition* : finalement, à la *résistance de l'automate, qui, directement ou indirectement, refuse d'obéir*.

Quelle que soit, d'ailleurs, la valeur, toute hypothétique de ces explications, le résultat positif, démontré par l'observation des faits cliniques et sociaux, est le suivant : la *suggestion par l'hypnotisme du crime vrai, réel n'est pas prouvée*. Théoriquement, elle n'est pas impossible : il suffirait, en effet, pour la réaliser, que l'Hypnotiseur s'adressât à un sujet, non seulement très suggestible, mais encore dénué de sens moral, et incapable de discernement pratique : dans ces conditions, l'imminence de l'acte criminel ne déterminerait, dans le psychisme supérieur de l'hypnotisé, aucun contraste, aucun choc moral. Mais, en pareil cas, le danger auquel les suites très spéciales d'un crime aussi étrange, exposeraient l'hypnotiseur seraient bien trop considérables, et les risques, pour le véritable coupable, bien trop gros, pour qu'un criminel tant soit peu avisé se décide à les encourir. Cette proposition est clairement démontrée par Gilles de la Tourette dans son excellent ouvrage (l'Hypnotisme au point de vue médico-légal). Le *crime hypnotique* est donc pratiquement d'une réalisation tellement périlleuse et difficile, que, contrairement aux prévisions alarmistes de beaucoup d'esprits d'ailleurs éminents, il n'a pas encore d'histoire médico-légale ou judiciaire. On peut donc conclure que la suggestion hypnotique ne comporte pas, parmi ses conséquences, l'exécution par l'hypnotisé, sur une tierce personne, d'un crime commis avec les caractères de l'acte suggéré (inconscience du motif déterminant, impulsivité de l'action ; amnésie à l'état de veille et souvenir à l'état hypnotique de la suggestion ; crises, spontanées ou provoquées de somnambulisme chez l'auteur du crime).

Parmi les délits résultant de la pratique de l'Hypnotisme par des personnes non diplômées, rentrent encore tous les faits d'*abus de confiance*, commis par les somnambules et hypnotiseurs professionnels aux dépens de leurs clients. Ces attentats ne résultent d'ailleurs que bien indirectement de la pratique de l'Hypnotisme, et sont plus imputables à la débilité mentale de la clientèle des cabinets de magnétisme, qu'à la pratique de l'Hypnotisme proprement dit. Le plus souvent, l'Hypnotisme n'est pour rien dans la mise en scène de l'exploitation du client : l'hypnotisation, lorsqu'elle intervient, est pratiquée par un hypnotiseur associé, sur la somnambule dite lucide, et non sur le client, dont la naïve crédulité est exploitée, à l'état de veille, par la complicité et pour le compte des deux compères.

Enfin, une dernière catégorie de délits, beaucoup plus rares, est celle dans laquelle, par un renversement des rôles ordinaires, la victime est représentée non plus par l'Hypnotisé, mais par l'Hypnotiseur. Il est arrivé maintes fois à des médecins d'être accusés, par des sujets qu'ils hypnotisaient, de viol, d'attentats à la pudeur, de tentatives de suggestions criminelles : aussi est-ce une règle de la pratique médicale de ne jamais hypnotiser sans témoins. Pareille accusation peut être portée, vis-à-vis d'un hypnotiseur non diplômé, par un de ses sujets : que celui-ci agisse sous l'empire de convictions sincères, issues d'hallucinations ou d'un délire onirique, ou sous l'influence de tendances naturelles à la médisance et à la calomnie, ou enfin dans le dessein intéressé de nuire à l'hypnotiseur : ce n'est là qu'un cas particulier de l'histoire si riche des dénonciations calomnieuses et des faux attentats.

Ainsi nous semblent devoir être actuellement compris et résumés, dans leur nature, leurs rapports et leurs conséquences médico-légales, l'Hypnotisme et la Suggestion.

Dr Dupré.

C'est une vérité souvent mise en lumière à la fin de ce siècle que le magnétisme est une force au plus haut degré *dangereuse* (1). Dépouillée du voile de merveilleux qui l'enveloppait, cette puissance, autrefois considérée comme surnaturelle, maintenant définie par ses manifestations diverses et connue dans ses effets, n'a pas cessé d'être redoutable. Les manœuvres hypnotiques, inconsidérément réalisées, peuvent causer de graves accidents, voir même d'irréparables désordres : contractures, paralysies partielles, syncopes, convulsions, névroses, hystérie développée ou aggravée, etc...

L'intérêt social exige donc impérieusement que le maniement du magnétisme soit interdit à toute personne qui ne présenterait pas les garanties indispensables, de savoir et d'expérience.

La loi française actuelle satisfait-elle à cette nécessité ?

Par quelles voies atteindre, et comment réprimer (répri-

(1) Dr Gilles de la Tourette. « *L'hypnotisme et les états analogues au point de vue médico-légal.* » Paris, 1889. Plon et Nourrit. V. p. 298 et suiv. et les références citées en note.

mer c'est prévenir) les pratiques des individus de tous ordres, amateurs philanthropes ou entrepreneurs intéressés, dépourvus de titre réguliers, étrangers à l'art de guérir, et par là même capables de faire de l'hypnotisme un agent nuisible à la santé publique ?

Telle est la question complexe soumise à la section de médecine légale sous cette forme concise :

« Des délits résultant de la pratique du magnétisme par des personnes non diplômées. »

Ces délits, pour nous, sont de trois ordres :

1° Délit d'exercice illégal de la médecine.

2° Délits d'escroquerie.

3° Délits d'imprudence.

1° — *Délit d'exercice illégal de la médecine.*

Déjà, sous l'empire de la loi de Ventôse, an XI (art. 35 et 36), il était assez généralement admis en France que la pratique du magnétisme par des personnes non diplômées, pouvait constituer le délit d'exercice illégal de la médecine (1).

La loi du 30 novembre 1892 ne paraît nullement, à notre avis, avoir rendu plus favorable la situation des magnétiseurs. — L'article 16 de cette loi, qui définit l'exercice illégal de la médecine, est conçu en termes très généraux (2).

(1) V. notamment un arrêt de la Cour de Lyon, 4 avril 1892. *Gaz. du Palais*, 1892, 2-49.

(2) Art. 16. — Exerce illégalement la médecine : 1° Toute personne qui, non munie d'un diplôme de docteur en médecine, d'officier de santé, de chirurgien dentiste ou de sage-femme, ou n'étant pas dans les conditions stipulées aux art. 6, 29 et 32 de la présente loi, prend part habituellement ou par une direction suivie, au *traitement* des maladies ou des affections chirurgicales, ainsi qu'à la pratique de l'art dentaire ou des accouchements, sauf le cas d'urgence avérée. — 2° Toute sage-femme qui sort des limites fixées pour l'exercice de sa profession par l'art. 4 de la présente loi. — 3° Toute personne qui, munie d'un titre régulier, sort des attributions que la loi lui confère, notamment en prêtant son concours aux personnes visées par les paragraphes précédents, à l'effet de les soustraire aux prescriptions

L'expression « traitement » en particulier, ne suppose, en aucune façon, l'administration de médicaments, et comprend bien évidemment *tous les procédés, employés dans un but curatif.* Le magnétisme, d'ailleurs, est un moyen thérapeutique véritable, et il est scientifiquement établi qu'il peut intervenir avec efficacité dans le soulagement des infirmités ou maladies de nature hystérique (1).

En vain, invoquerait-on, en sens contraire, le rapport de M. Chevandier qui a précédé la loi (11 juin 1892) : les arguments, toujours incertains, qui se peuvent tirer des travaux préparatoires ne sauraient prévaloir contre un texte formel (2).

Le délit d'exercice illégal est la résultante forcée de la pratique du magnétisme sans diplôme de médecin.

Les délits d'escroquerie et d'imprudence sont seulement des *conséquences possibles* de cette pratique.

2° — *Délit d'escroquerie.*

Le délit d'escroquerie est en principe réalisé quand sont réunis les éléments suivants :

de la présente loi. Les dispositions du § 1er du présent article ne peuvent s'appliquer aux élèves en médecine qui agissent comme aides d'un docteur, ou que celui-ci place auprès des malades, ni aux personnes qui, sans prendre le titre de chirurgien dentiste opèrent accidentellement l'extraction des dents. » Pénalités portées en l'*article 18*. Amendes et en cas de récidive : emprisonnement possible. Ces pénalités s'élèvent en cas d'usurpation de titre (*Art 19.*) L'*art. 24* fixe les conditions de la récidive *récidive spéciale*).

(1) Dr GILLES DE LA TOURETTE. *Ibid.* V. p. 279.

(2) La jurisprudence est plutôt favorable à notre interprétation Trib. Seine, 26 janvier 1893. *Gaz. du Palais.* 1893.1.136 ; Trib. Lille, 8 juillet 1897 ; *Gaz. du Palais*, 1897, 2.421 ; et surtout Trib. Seine, 6 janvier 1899 : *Gaz du Palais* du 11 janvier, confirmé par arrêt, Cour d'appel du 15 mars 1899 ; *Gaz. du Palais*. 1899, 1,581.

En sens contraire : Cour d'Angers (veuve Blin et minist. public). *Gaz. du Palais*, 1894, 2.99. « Ne constitue pas l'exercice illégal de la médecine, le fait par un individu de pratiquer sur les personnes qui sollicitent ses soins des passes magnétiques, d'appliquer sur leurs bras des barreaux magnétiques et de leur conseiller comme boisson de l'eau aimantée. »

1° Une intention frauduleuse et intéressée.

2° Un profit recherché ou obtenu, au détriment de la fortune d'autrui, par l'un des moyens, proscrits par la loi *a*) usage de faux noms ou de fausses qualités ; *b*) manœuvres frauduleuses (1).

D'après cela, il semble bien que le magnétisme « commercial » pourra très souvent donner lieu à l'application des peines de l'escroquerie.

Cette solution s'impose en présence d'actes de charlatanisme.

Le délit existera encore, même au cas d'hypnotisme réel quand le magnétiseur cherchera à faire impression sur l'esprit de ses clients, en exhibant de prétendus titres scientifiques (2), ou des parchemins aussi pompeux que fantaisistes.

Le délit existera enfin, toujours au cas d'hypnotisme réel, quand la nature de la maladie traitée sera telle, que le magnétiseur n'aura pas pu légitimement considérer ses pratiques comme susceptibles de présenter une efficacité quelconque. Les opérations magnétiques constituent bien

(1) Article 405 du Code pénal français. « Quiconque, soit en faisant usage de faux noms ou de fausses qualités, soit en employant des *manœuvres frauduleuses* pour *persuader l'existence* de fausses entreprises, *d'un pouvoir* ou d'un crédit *imaginaire* ou pour faire naître *l'espérance* ou la crainte *d'un succès*, d'un accident ou de tout autre événement *chimérique*, se sera fait remettre ou délivrer, ou aura tenté de se faire remettre ou délivrer des fonds, des meubles ou des obligations, dispositions, billets, promesses, quittances ou décharges, et aura *par un de ces moyens*, escroqué ou tenté d'escroquer la totalité ou partie de la fortune d'autrui, sera puni d'un emprisonnement d'un an au moins et de cinq ans au plus, et d'une amende de 50 fr. au moins et de 3.000 fr. au plus. Le coupable pourra être, en outre, à compter du jour où il aura subi sa peine, interdit, pendant cinq ans au moins et dix ans au plus des droits mentionnés en l'art. 42 du présent Code : le tout sauf les peines plus graves s'il y a un crime de faux. »

(2) Par exemple : « Diplômé de la Faculté des sciences magnétiques de Paris. » « Elève de l'École supérieure de Magnétisme ».

alors, selon les termes même de l'art. 405, *les manœuvres frauduleuses* tendant à *faire naître l'espérance d'un succès* (guérison) *chimérique*.

3°. — *Délits d'imprudence.*

L'imprudence, opposée à l'intention dolosive, est caractérisée théoriquement par ce fait qu'un résultat a été causé, *sans avoir été prévu ni voulu*, mais alors qu'il *était possible* de le prévoir et de l'éviter (1).

Le droit positif de toutes les législations modernes (2), réprime l'imprudence, suivie de conséquences graves. Et spécialement le Code pénal français prévoit aux articles 319 et 320 « l'homicide, les blessures, et les coups involontaires (3).

Ces délits supposent essentiellement :

1° La réalisation d'un résultat déterminé (mort et blessures).

2° Un acte *imprudent* relié à ce résultat par un rapport certain de causalité.

Ces éléments peuvent parfaitement sortir de la pratique de l'hypnotisme sans diplôme de médecin.

(1) H. SAUVARD. « Le délit d'imprudence ». Paris. 1899. Rousseau. V. p. 34 et suiv. et p. 56 et suiv.

(2) SAUVARD. *Ibid.*, p. 5 et p. 10.

(3) Art. 319. « Quiconque par maladresse, imprudence, inattention, négligence ou inobservation des règlements, aura commis involontairement un homicide et en aura involontairement été la cause, sera puni d'un emprisonnement de trois mois à deux ans, et d'une amende de cinquante francs à six cents francs. »

Il convient de remarquer que le terme « imprudence » est assez large pour comprendre toutes les expressions de l'article : inattention, négligence, etc.

Art. 320. « S'il n'est résulté du défaut d'adresse ou de précaution que des blessures ou coups, le coupable sera puni de six jours à deux mois d'emprisonnement, et d'une amende de seize francs à cent francs ou à l'une de ces deux peines seulement. »

Le mot « blessures », doit être entendu dans un sens très large et comprend les « lésions », « désordres organiques », « perturbation nerveuse, » etc.

Il est certain, d'abord, que le magnétisme est capable de produire des accidents assez graves pour entraîner la mort, ou causer de sérieux désordres organiques.

D'autre part, l'individu, qui, sans posséder les connaissances nécessaires, ose mettre en œuvre un agent naturel aussi dangereux ; celui qui jette un sujet dans un état anormal, sommeil ou crise, sans savoir s'il aura le pouvoir de faire cesser les phénomènes qu'il a provoqués, fait preuve de la plus coupable témérité.

S'il n'a ni voulu ni prévu le mal causé, il reste vrai qu'il aurait pu et dû le prévoir, et que son acte a été *imprudent*.

Il pourrait avoir prévu la possibilité du mal, sans avoir voulu sa réalisation. Son « *imprudence consciente* » (1) serait alors bien voisine du dol, et en tout cas, particulièrement grave.

Les conclusions de ce très rapide aperçu se réfèrent surtout aux données positives du droit français.

Nous pensons qu'elles sont susceptibles de généralisation théorique.

Une législation bien comprise, et satisfaisant aux exigences de l'utilité sociale, pourra et devra toujours réprimer sévèrement la pratique illicite du magnétisme, et l'atteindre par l'une ou l'autre de ces trois voies : incrimination pour exercice illégal de la médecine ; incrimination pour escroquerie ; incrimination pour imprudence.

G. Rocher.

(1) H. Sauvard. Délit d'imprudence, p. 48 et suiv.

RÉSUMÉ DE LA DISCUSSION DU RAPPORT.

M. Clark-Bell. — Aux États-Unis, les médecins croient très peu à l'efficacité de l'hypnotisme comme agent thérapeutique. Il serait difficile d'en limiter la pratique, d'autant plus que le sentiment public est contraire à toute limitation, et qu'il ne serait pas possible d'obtenir une loi conçue dans cet esprit.

M. Motet. — Je rappelle cependant que M. Clark-Bell a cité le fait d'un jeune homme en état de rigidité cataleptique qui mourut à la suite des manœuvres (piétinement sur le ventre) qu'on pratiqua sur lui. M. Clark-Bell, à la suite de cet accident, supplia qu'on réglementât l'hypnotisme et qu'on fît bien connaître les dangers de sa pratique.

M. Clark-Bell déclare à nouveau que l'opinion publique américaine est contraire à la réglementation législative des pratiques hypnotiques.

M. Marcel Briand montre l'intérêt qu'il y a à bien préciser les termes de la question et à définir les mots *magnétisme* et *hypnotisme*, de manière à viser, dans le vœu exprimé par la section, la totalité des manœuvres et des catégories de charlatans qui s'y adonnent.

M. Rocher propose d'émettre un vœu indiquant les dangers des pratiques hypnotiques et l'utilité de ne les permettre qu'aux médecins compétents.

Me Demange voudrait que le Congrès tranchât la question de savoir si la pratique de l'hypnotisme et du magnétisme constitue un exercice illégal de la médecine.

Les Cours d'appel ont tranché la question en admettant qu'il ne s'agit pas d'une méthode thérapeutique.

Dans les rapports qui viennent d'être soumis au Congrès, on affirme au contraire qu'il y a là une *méthode thérapeutique*. Si les médecins déclarent que les manœuvres de l'hypnotisme constituent un *procédé curatif*, la Cour de

Cassation saura trancher la question : en France tout au moins, la loi permettra de poursuivre les magnétiseurs pour exercice illégal de la médecine.

Me Demange, à la suite d'une discussion qui eut lieu, il y a une douzaine d'années, à la Société de médecine légale de France sur la question de l'hypnotisme, a assisté à une séance à la Salpêtrière pendant laquelle on fit écrire par une malade un testament en faveur d'un des médecins présents.

Est-il possible d'admettre, par exemple, qu'un mari puisse faire écrire à sa femme un testament en sa faveur ?

M. Dupré : Pour obtenir d'un sujet un tel document, il est nécessaire qu'on soit en présence d'une hystérique soumise depuis longtemps aux pratiques hypnotiques, comme l'était la malade de Charcot.

M. Étienne Martin rappelle que dans une affaire qui s'est déroulée à Lyon, un magnétiseur qui tenait depuis plusieurs années sous sa tutelle une femme âgée a pu lui faire écrire un testament en sa faveur (affaire Guindrand-Jouve).

Dr Szigeti. En Hongrie, il y a environ cinq ans, au château de Tuzser, une jeune fille du nom d'Ella Salomon fut hypnotisée par le magnétiseur Neukom qui était terrassier de profession. Cette jeune fille mourut pendant le sommeil hypnotique. A la suite de cet événement, un édit impérial fut publié prohibant l'exercice de l'hypnotisme par les personnes non diplômées.

M. le professeur Ottolenghi, qui a traité la question dans son livre récent sur la suggestion (Bocca, Turin, 1900), soutient que la suggestion exercée à l'état de veille est bien plus importante que la suggestion hypnotique pour susciter les faux témoignages et les crimes. Pour lutter efficacement contre les pratiques de l'hypnotisme et du magnétisme, il est essentiel d'interdire ces pratiques aux personnes non diplomées ; mais, avant tout, il faut chercher à modifier par une bonne propagande scientifique, l'opinion publique.

Après un court échange d'observations qui démontrent l'unanimité d'opinions des membres de la section, l'Assemblée vote le vœu suivant :

« L'Hypnotisme et le Magnétisme sont de véritables agents thérapeutiques, dont l'emploi inconsidéré peut entraîner de graves conséquences.

La pratique en doit être réservée aux seules personnes pourvues du diplôme de docteur en médecine (art 1er et 16 de la loi du 30 novembre 1892).

Le XIIIe Congrès international de médecine (section de Médecine légale) émet le vœu que, dans tous les pays, la législation soit amendée ou étendue de manière à empêcher cet exercice illégal de la médecine, sous quelque forme et quelque titre que se déguisent les pratiques psychothérapiques. »

Le XIIIe Congrès international de Médecine fut suivi, en août 1900, du IIe Congrès international de l'Hypnotisme, où furent étudiées précisément les mêmes questions des rapports de l'hypnotisme et de la loi sur l'exercice de la médecine, et de l'intervention des pouvoirs publics dans la réglementation de l'hypnotisme. Les rapports des docteurs Henri Lemesle (partie médicale) et Th. Julliot (partie juridique) et du Dr P. Joire (de Lille) aboutirent aux mêmes conclusions générales que nous.

C'est dans ces conditions que se sont ouverts, le 27 décembre 1900, devant la Chambre criminelle de la Cour de Cassation, les débats sur la question pendante entre les deux jurisprudences contradictoires d'Angers et de Paris.

M. le conseiller rapporteur Dupré soutenait la doctrine de la Cour d'Angers ; et, mettant hors de cause les magnétiseurs, concluait au rejet du pourvoi du syndicat des médecins de Maine-et-Loire.

M. l'avocat général Duboin soutenait l'inadmissibilité d'une telle interprétation de la loi de novembre 1892, et concluait à la cassation de l'arrêt de la Cour d'Appel d'Angers.

L'argumentation de M. Duboin, appuyée sur de hauts témoignages scientifiques, d'une forme précise et d'une logique irréfutable, a convaincu la Cour de la légitimité de la thèse médicale soutenue par l'avocat général.

La Cour de Cassation a rendu l'arrêt suivant :

Texte de l'arrêt de la Cour de Cassation déclarant illégal l'exercice de la médecine en France par les magnétiseurs.

Sur le moyen unique et commun pris de la violation des articles 16 et 18 de la loi du 30 novembre 1892 :

Attendu qu'il est constaté en fait, tant par l'arrêt attaqué que par le jugement dont il s'approprie les motifs, que X.... non investi du titre de docteur en médecine et ne s'offrant à sa clientèle que comme magnétiseur, avait, à Angers, où il s'était établi, donné des soins suivis à ceux qui les sollicitaient en vue de la guérison ou du soulagement de leurs maux ;

Attendu, en droit, que, aux termes de l'article 16 de la loi susvisée, « exerce illégalement la médecine toute personne qui, non munie du diplôme de docteur en médecine, prend part habituellement ou par une direction suivie au traitement des maladies ou des affections chirurgicales ». délit que l'article 18 de la même loi punit d'une amende de 100 à 500 francs ;

Que l'arrêt attaqué, pour écarter l'application de ces articles aux faits constatés, tout en reconnaissant qu'il résultait des débats que les soins donnés par X... à ses malades avaient consisté « à pratiquer sur eux, par-dessus leurs vêtements, des passes magnétiques » et « quelquefois à leur fournir de l'ouate aimantée », s'appuie sur l'unanimité de leurs témoignages, d'où il serait résulté qu'il se livrait uniquement à ces pratiques sans prescrire aucun traitement ni recourir à aucune opération, pour en déduire que X... ne saurait être considéré comme ayant ainsi pris part au traitement de maladies et commis par là, faute du titre qui confère ce droit aux seuls docteurs, le délit qui lui était reproché ;

Que, pour justifier, par une modification que la loi de 1892 aurait apportée sur ce point à la loi de ventôse, cette interprétation favorable à la défense, la Cour d'Angers a cru pouvoir déclarer « que le magnétisme ne peut être considéré comme un traitement » au sens de la seconde de ces deux lois ;

Qu'aux termes exprès de l'article 16 de cette même dernière loi, qui n'excluent de la qualification légale du délit aucun mode de traitement dès qu'il est habituel ou suivi, l'arrêt attaqué oppose les déclarations du rapport à la Chambre des députés portant que « jamais l'intention de la commission n'avait été de viser les magnétiseurs » et que, par suite, « les articles punissant l'exercice illégal de la médecine ne pourraient leur être appliqués que le jour où ils sortiraient de leurs pratiques habituelles et, sous le couvert de leurs procédés, prescriraient des médicaments ou chercheraient à réduire des luxations ou des fractures » ;

Attendu que s'il est exact que cette interprétation de l'article susvisé ait figuré dans le rapport présenté au nom de la commission, il ne peut suffire, pour donner le droit de l'opposer aux termes formels de cet article, de constater, comme le fait l'arrêt attaqué, qu'aucune objection n'a été soulevée contre cette interprétation et que la loi a été définitivement adoptée, tant par le Sénat que par la Chambre, sans protestation ni réserves ;

Que ce silence ne saurait à lui seul, en présence de la contradiction qui existe entre cette interprétation et les termes généraux de l'article adopté par le Parlement, autoriser le juge à substituer, dans son application de la loi, cette interprétation individuelle au sens normal et contraire de la loi même :

D'où il suit que, en le faisant, loin de justifier sa décision de relaxe, l'arrêt attaqué a, par une distinction arbitraire, expressément violé les dispositions de la loi invoquées par les deux pourvois :

Par ces motifs, casse et annule l'arrêt rendu par la Cour d'appel d'Angers le 23 juillet 1897, et, pour être statué à nouveau, conformément à la loi, sur l'appel du jugement du tribunal correctionnel d'Angers, renvoie la cause et le prévenu X... devant la Cour d'appel de Rennes.

Cet arrêt, en fixant définitivement le point en litige de la jurisprudence, a comblé les vœux du médecin-légiste, soucieux de la santé publique, et ceux du magistrat, soucieux de l'interprétation et de l'application de la loi.

Clermont (Oise). — Imprimerie Daix frères.

www.ingramcontent.com/pod-product-compliance
Ingram Content Group UK Ltd.
Pitfield, Milton Keynes, MK11 3LW, UK
UKHW020526180726
13839UKWH00005B/2327